Autorenprofil

Jutta Schütz (*02.08.1960 in Lebach) lebt heute mit ihrer Familie in Hagen (NRW). Neben ihren beruflichen Tätigkeiten als Sekretärin und Buchhalterin reiste sie auch für ein großes Touristikunternehmen als Reiseleiterin und Journalistin durch Afrika und Amerika. 1993 begann sie ein Studium der Psychologie. Sie unterstützt bei ihren Reisen nach Afrika in ihrer Freizeit internationale Hilfsorganisationen. *Quelle: PlusPedia.*

Seit ihrem Erstlingswerk „Wunder brauchen Zeit", erschienen im Februar 2008, ist Schütz auch Buchautorin. Nur zwei Monate nach dieser Veröffentlichung verlegte der tredition Verlag (Hamburg) ihr erstes Sachbuch „Plötzlich Diabetes". Mit diesem Buch gilt die Autorin, die 2007 an Diabetes Typ Zwei erkrankte, bei ihren Kritikern als Querdenkerin. Mit einem ihrer Bücher „Essen wir zu viele Kohlenhydrate", das sie als Begleitbuch für ihre VHS-Kurse heraus brachte, startet sie 2010 ihr Pilotprojekt in Bruchsal und später bei der VHS in Wolfsburg. Bis heute (2013) braucht sie keine Diabetiker Medikamente!

Als Journalistin schreibt Schütz für Kultur-Netzwerk (Kommunikationsplattform für Kunst, Literatur, Musik, Film, Bühne, Entertainment und Medien) und für verschiedene Zeitungen über gesundheitliche Themen, die Ende des Jahres 2011 von SOTT.net als „Das Beste aus dem Web" bezeichnet wurden. Die Autorin steht auch neuen Autoren als Mentorin und Medienberaterin zur Seite.

Weblinks: Private Webseite: http://www.jutta-schuetz-autorin.de/

Buch- und Filmrezensionen von Jutta Schütz:
ttp://rezensionen.jimdo.com/ und info.jschuetz@googlemail.com

Ihre Bücher

1. **Wunder brauchen Zeit** und 2. **Hörst du die Liebe?** (Belletristik).
3. **Plötzlich Diabetes** ist ein Sachbuch mit einem Rezeptteil (Kohlenhydratarme Gerichte).
4. **Kohlenhydrate, nein danke.**
5. **Aber bitte kohlenhydratarm** (Kochbuch) Autoren: Wolfgang Fiedler und Jutta Schütz.
6. **Ich war einmal Diabetiker.**
7. **Kohlenhydratarm –Vegetarisch und Backen ohne Mehl** - ISBN: 978-3-83911-579-4, Verlag: Books on Demand GmbH, Norderstedt.
8. **Plötzlich Migräne** - Verlag: Books on Demand.
9. **Essen wir zu viele Kohlenhydrate?** - ISBN: 978-3-83912-703-2, Verlag: Books on Demand GmbH, Norderstedt, (Kursbuch: den VHS-Kursen).
10. **Low-Carb Adventszauber.**
11. **All of a sudden: Diabetes!** How I fought this disease with Low Carb,
12. **KNOW-HOW des erfolgreichen Schriftstellers**, tredition-Verlag.
13. **Low Carb Weltreise** - Kohlenhydratarme Spezialitäten aus der ganzen Welt, ISBN: 978-3-8424-0084-9, Herausgeber: FIT GESUND SCHÖN.
14. **Low Carb Revolution** - Kohlenhydratarmes Powerschlemmen, Verlag: Books on Demand GmbH, Norderstedt.
15. **Lecker ohne totes Tier - 77 x vegetarischer Genuss**, Autoren: Kummer, Schütz, Verlag: Books on Demand GmbH.
16. **Low Carb Party** - 10 Personen Brunch – Backen im Glas - Vegetarische und andere Rezepte. (Schütz & Beuke) Books on Demand GmbH.
17. **PSYCHOLOGIE: KURZ UND KNAPP VERPACKT** (Hilfreiches Wissen für die Seele) Autoren: Schütz und Beuke (Verlag: BoD)
18. **Low Carb:** Für Berufstätige und für Unterwegs oder für ein Picknick.

Jutta Schütz

Low Carb

Für Berufstätige

© 2013 Jutta Schütz
1. Auflage

Umschlaggestaltung, Illustration: Jutta Schütz

Herstellung und Verlag:
BoD – Books on Demand, Norderstedt
ISBN 978-3-7322-4328-0

Bibliografische Information der Deutschen Nationalbibliothek:
Die Deutsche Nationalbibliothek verzeichnet diese Publikation in der Deutschen Nationalbibliografie; detaillierte bibliografische Daten sind im Internet über http://dnb.d-nb.de abrufbar.

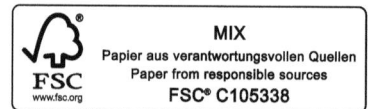

Die im Buch veröffentlichten Ratschläge wurden von mir sorgfältig geprüft.

Eine Garantie kann ich dennoch nicht übernehmen. Ebenso ist die Haftung von uns bzw. des Verlages für Personen-, Sach- und Vermögensschäden ausgeschlossen. Alle Markennamen, Warenzeichen und sonstigen eingetragenen Trademarks sind Eigentum ihrer rechtmäßigen Eigentümer und dienen hier nur der Beschreibung.

Inhaltsverzeichnis

Einleitung und Tipps

Eine gesunde Ernährung ist im Beruf, Familie und Freizeit schwer unter einen Hut zu bringen. Hinzu gibt es oft am Arbeitsplatz Stress und selten in einer Firma eine gute Kantine. Auch ein lückenloser Terminkalender lassen weder Zeit noch Raum, ausgewogen zu essen. Ein kluges Zeitmanagement und die richtige Lebensmittelauswahl machen es dennoch möglich, in einer Low Carb Ernährung für Berufstätige und Zuhause ruckzuck schmackhafte Mahlzeiten zuzubereiten. Ernährungsbewusste Arbeitnehmer kennen keine Leistungstiefs, sie halten sich fit mit der Low Carb Ernährung, einem abwechslungsreichen Speiseplan und viel Flüssigkeit.

Selbst kochen und Zeit sparen erfordert eine gute Planung. Wenn Sie zum Einkaufen gehen, schauen Sie sich vorher Ihre Vorräte an und schreiben Sie sich einen Einkaufzettel. Berücksichtigen Sie auch die Ernährung an Ihrem Arbeitsplatz. Gemüse und Obst brauchen wenig Vorarbeit. Die Garzeit verkürzt sich, wenn Sie die Produkte klein schneiden. Möhren, Paprika, Tomaten, Kohlrabi und Salat-Gurken macht weniger Arbeit als das Zerpflücken von Blattsalaten. In Streifen geschnitten ergibt Gemüse zusammen mit einem Dipp aus Joghurt oder Quark einen idealen Low Carb Pausensnack. Auch in einer großen Menge selbst hergestellte Suppen, Aufläufe oder Beilagen ergeben einen idealen Vorrat für die schnelle Küche. Es empfiehlt sich, für mehrere Tage zu kochen – das spart Zeit. Viele Lebensmittel können gekocht einige Tage im Kühlschrank aufbewahrt werden. Gekochtes Gemüse und auch Fleischspeisen halten sich gekühlt drei bis vier Tage.

Eine Salatsauce füllen Sie in Flaschen ab. Sie bleibt im Kühlschrank bis zu fünf Tagen frisch. ACHTUNG: Rohe Zwiebeln und frische Kräuter erst vor dem Verzehr dazugeben.

Die dreifache Menge an einem Tag gekocht, ergibt eine Mahlzeit für den nächsten Tag, für die Arbeit und zum Einfrieren. Der Zeitgewinn ist besonders hoch bei Gerichten mit langer Garzeit. Zum Beispiel bei Aufläufen: Wenn Sie Gemüse und Hackfleisch zubereitet haben, können Sie am anderen Tag daraus einen Auflauf für den Backofen zubereiten.

Selbst kochen muss nicht kompliziert sein, mit den richtigen Rezepten macht das Kochen Spaß. Auch für Studenten ist Low Carb geeignet. In der Mensa tauschen Sie die Beilagen aus und greifen vermehrt zu Gemüse, Fisch oder Fleisch. Dort gibt es auch oft Salatteller mit Fleischstreifen, Eiern und Käseraspeln. Packen Sie Ihr Frühstück in eine Plastikdose. Wie wäre es mit gekochtem Ei, kaltem Braten, Gemüsesticks und einem Stück Käse?

Ich würde Ihnen empfehlen, sich ein paar Grundrezepte anzueignen, die schnell und leicht zuzubereiten und gut zu variieren sind. So kann man die meisten Rezepte mit verschiedenen Gemüsesorten aufpeppen und anders würzen.

Alle Rezepte sind für 2 Personen! Zum Vorkochen verdoppeln oder verdreifachen Sie bitte die Gerichte.

Betreff: Stevia! Sie können für alle Rezepte auch einen anderen Süßstoff nehmen. Dies würde ich beim Backen empfehlen!

Gluten für Rezepte bekommt man im Reformhaus zu kaufen.

Eiweißpulver: Das Eiweißpulver erhält man in Drogerien, Supermärkten oder Fitnessstudios. Bitte achten Sie auf die Kohlenhydratangaben: Es sollten nicht mehr als 5 KH pro 100 Gramm sein!

Fleischrezepte

Hackfleischbällchen

<u>Zutaten:</u>

500 g gemischtes Hackfleisch

1 Zwiebel

1 Knoblauchzehe

1 Paprika

1 Möhre

1 TL Salz, ½ TL Pfeffer, 1 TL Curry

½ TL Chillipulver,

1 TL Oregano

1 TL Tomatenmark

1 TL scharfen Senf

2 Eier

3 EL Olivenöl

<u>Zubereitung:</u>

Zwiebel, Knoblauch, Paprika und die Möhre in kleine Würfel schneiden. Eine große Schüssel nehmen und alle Zutaten hinein geben. Mit nassen Händen Tennisball große Fleischklopse formen. Auf einen Teller bereit legen. Pfanne heiß werden lassen und das Öl hinein geben. Die kleinen Fleischklopse auf jeder Seite zirka 6 Minuten braten. Fertig.

<u>Tipp:</u>

Sie könnten die Klopse auch in einer Gemüsebrühe garen. Die Brühe darf nicht kochen. Die Klopse brauchen in der Brühe zirka 15 Minuten.

Wenn Sie einige Klopse einfrieren möchten, legen Sie die Klopse bitte nur nebeneinander zum Einfrieren.

Die eingefrorenen Klopse können Sie direkt auf dem Herd in einer Pfanne oder in einer Soße zubereiten (langsam garen). Im Kühlschrank dauert es ein paar Stunden, bis die Klopse aufgetaut sind. Sie können die Fleischklopse sehr gut im gefrorenen Zustand in einer Plastik-Dose transportieren.

Hackfleischpfanne

Zutaten:

500 g gemischtes Hackfleisch

2 Möhren

2 Zwiebeln

2 Knoblauchzehen

2 Paprika

300 g gefrorene grüne Bohnen

1 Dose klein geschnittene Tomaten

1 TL Salz

½ TL Pfeffer

½ TL Chillipulver

1 TL Oregano

¼ TL Cayennepfeffer

2 EL Tomatenmark

Eventuell 1 Tasse Wasser

3 EL Olivenöl

200 ml Sahne

<u>Zubereitung:</u>

Möhren, Zwiebeln, Knoblauchzehen, Paprika klein würfeln.

Eine große Pfanne heiß werden lassen, dann das Öl hinzu geben. Das Hackfleisch und die gewürfelten Zutaten sowie auch die Gewürze hinzu geben und (krümelig) zirka 10 Minuten anbraten. Die Tomaten aus der Dose mit der Brühe und die gefrorenen Bohnen auf die Hackfleischmasse geben und Deckel drauf.

Sollten Sie keinen Deckel haben, der auf die Pfanne passt, nehmen Sie bitte Alufolie und legen Sie diese auf die Pfanne. 10 - 15 Minuten auf der mittleren Stufe leicht kochen. Die Sahne hinzugeben. Eventuell auch die Tasse Wasser.

<u>Tipp:</u>

Wenn Sie von der Hackfleischpfanne etwas einfrieren möchten, dann können Sie das Eingefrorene im gefrorenen Zustand in einer heißen Pfanne „mit etwas Wasser" langsam wieder auf kleiner Stufe auftauen lassen.

Möchten Sie am anderen Tag aus der Hackfleischpfanne ein zweites Gericht zaubern, dann nehmen Sie eine Auflaufform oder ein hohes Backblech und füllen die Hackmasse hinein. Vielleicht möchten Sie noch zusätzlich ein Gemüse aus der Dose dazu geben?

Wenn etwas Flüssigkeit fehlt, geben Sie etwas Milch, Sahne, Brühe oder Wasser hinzu. 200 g geriebenen Käse darüber streuen. Im Backofen bei 180 Grad zirka 40 Minuten backen. Dazu passen alle Salatgerichte.

Panierte Schweine-Schnitzel

<u>Zutaten:</u>

500 – 600 g Schnitzelfleisch

3 Eier

200 g gemahlene Mandeln

1 TL Salz

½ TL Pfeffer

½ TL Curry

1 TL Paprikapulver (süß)

1 TL Knoblauchpulver

6 – 8 EL Sonnenblumenöl

<u>Zubereitung:</u>

Wenn Sie Fleisch am Stück gekauft haben, schneiden Sie dünne Schnitzel daraus. Zerteilen Sie die Schnitzel in Minischnitzel.

Stellen Sie zwei Schüsseln bereit. In die eine Schüssel geben Sie die gemahlenen Mandeln. In die andere Schüssel geben Sie die Eier und die Gewürze und schlagen mit einer Gabel oder einem Schneebesen die Eimasse schaumig.

Die kleinen Schnitzel zuerst in die Eimasse geben und dann mit den gemahlenen Mandeln panieren. Eine Pfanne heiß werden lassen und das Öl hinzu geben (Zuerst nur drei EL Öl). Die kleinen Schnitzel vorsichtig in die Pfanne legen. Auf mittlerer Stufe die Schnitzel auf jeder Seite zirka 6 Minuten braten. Vorsichtig wenden. Nehmen Sie einen großen Teller und belegen Sie ihn mit Haushaltspapier. Diese Papiertücher (von der Rolle) saugen viel Fett auf. Darauf geben Sie die fertigen Schnitzel.

<u>Tipp:</u>

Die Schnitzel halten sich 3 Tage im Kühlschrank, man kann sie auch einfrieren. Sie können auch Rouladenfleisch (vom Schwein) kaufen, die sind schon dünn geschnitten. Aus jeder Roulade schneiden Sie 3 – 4 kleine Schnitzel.

Für den nächsten Tag können Sie folgendes Gericht zaubern:

Nehmen Sie ein Backblech und geben Sie darauf etwas Sahne. Legen Sie die fertig gebratenen Schnitzel auf die Sahne. Sie können Ananas-scheiben aus der Dose (es gibt sie auch ohne Zucker) auf die Schnitzel geben und darauf eine Scheibe Käse legen. Oder Sie belegen die Schnitzel mit Tomatenscheiben und Käse.

Sie können auch Gemüse aus der Dose über die Schnitzel geben und darauf den Käse. Mit Pilzen aus der Dose und noch etwas Sahne über die Schnitzel schmecken sie wie Jägerschnitzel.

Hähnchen

Zutaten:

1 Hähnchen

1 TL Salz

½ TL Pfeffer

½ TL Currypulver

2 TL Paprikapulver (süß)

4 – 6 EL Essig

3 EL Öl

Zubereitung:

Legen Sie das Hähnchen „mit dem Rücken nach unten" in ein hohes Backblech ohne Öl. Würzen Sie das Geflügel mit Salz und Pfeffer und dem Curry. Paprikapulver immer erst am Ende der Garzeit, es wird sonst bitter.

Geben Sie den Essig über das Fleisch und garen Sie es im Backofen bei 180 Grad eine Stunde. Nach dieser Stunde drehen Sie das Hähnchen dann um und schalten den Backofen auf 220 Grad. Geben Sie das Öl darüber und lassen es 15 - 20 Minuten bräunen. Wenn Sie das Geflügel heraus genommen haben, mit Paprika würzen.

Tipp:

Für das nächste Gericht entfernen Sie das Fleisch von den Knochen und schneiden es in kleine Stücke. Diese Stücke können Sie so am nächsten Tag mitnehmen.

Oder Sie bereiten aus den Fleischstückchen einen Geflügelsalat zu.

Dazu brauchen Sie: Majonnaise (wenig Kohlenhydrate: bis zu 5 KH auf 100 g). Nehmen Sie 3 – 4 EL Majo - es kommt auf die Menge des Fleisches an. 1 Glas Essiggurken (bis zu 5 KH auf 100 g), 4 – 6 hart gekochte Eier, 1 Paprika (klein schneiden), 100 ml Sahne (oder Milch), etwas Salz und Pfeffer. Alles klein schneiden und zusammen mischen. Der Geflügelsalat hält sich im Kühlschrank bis zu drei Tagen. Dazu passt jedes Low Carb Brot.

Sie können aber auch am nächsten Tag das Fleisch (in Scheiben geschnitten) auf ein Backblech legen.

Vorher etwas Sahne auf das Backblech träufeln. Etwas Sahne oder 2 EL Öl auf das Fleisch geben und leicht würzen mit Salz, Pfeffer, Curry. Tomatenscheiben darauf legen, vielleicht auch etwas Ananas aus der Dose (ohne Zucker) und mit Käse überbacken. Wenn Sie noch gegartes Gemüse (oder aus der Dose/Glas) übrig haben, können Sie dieses zu dem Fleisch auf das Backblech geben. Das Ganze dann bei 180 Grad zirka 25 Minuten backen.

Weißkohlsalat mit Schinken

<u>Zutaten:</u>

1 Weißkohl

400 g gekochten Schinken

100 g Frühstückspeck

1 Zwiebel

1 Knoblauchzehe

1 Möhre

½ TL Salz

½ TL Pfeffer

½ TL Süßstoff

3 EL Mayonnaise

3 EL Öl

1 - 2 EL Essig

<u>Zubereitung:</u>

Den gekochten Schinken und den Weißkohl in Streifen schneiden. Zwiebel, Knoblauch und Möhre in kleine Würfel schneiden.

1 große Pfanne heiß werden lassen und das Öl hinzu geben. Den Frühstücksspeck in Öl anbraten, den Weißkohl in feine Streifen schneiden und alle Zutaten hinzugeben. 20 Minuten abkühlen und durchziehen lassen.

In einer großen Schüssel die Masse mit Essig, Gewürze und Öl abschmecken.

Hackfleisch-Muffins

<u>Zutaten:</u>

300 g Hackfleisch

½ Zwiebel

1 Knoblauchzehe

1 Paprika

150 g Champignons

1 Bund Petersilie

1 Ei

1 MS Chilipulver

1 TL Senf

½ TL Salz

½ TL Pfeffer

1 TL Curry-Pulver

1 Spritzer Zitronensaft

200 g Käse

<u>Zubereitung:</u>

Zwiebel, Knoblauch, Paprika, Champignons und Petersilie klein würfen. Muffin-Form gut mit Öl einfetten (oder Papierförmchen), das Hackfleisch mit allen Zutaten außer dem Käse, mischen und in die Muffin-Form geben.

Mit Käse bestreuen und bei 200 Grad 35 – 40 Minuten backen.

Spargel-Schinken-Röllchen

Zutaten:

8 Scheiben gekochten Schinken

8 Scheiben Käse (egal welchen Käse)

6 Eier

200 ml Sahne

200 g geriebener Käse (egal welchen Käse)

2 Gläser Spargel

½ Salz

¼ TL Pfeffer

½ TL Curry

½ TL Knoblauchpulver

Zubereitung:

Jede Schinkenscheibe mit einer Käsescheibe belegen und 2 - 3 Spargel darauf legen und zu Röllchen einwickeln. In eine Auflaufform geben. Die Eier verquirlen, einen kleinen Schuss Sahne dazu geben, würzen und über die Röllchen gießen.

Den geriebenen Käse darüber streuen und bei 180 Grad 20 - 25 Minuten im Backofen überbacken.

Wurstsalat

Zutaten:

400 g Wurst

6 harte Eier

1 Tomate

4 große saure Gurken

100 ml Gurkenbrühe

1 kleine Zwiebel

1 rote und 1 gelbe Paprika

3 – 4 EL Mayonnaise

½ TL Salz, ½ TL Pfeffer

2 EL getrocknete Petersilie

2 – 3 EL Essig, 1 Spritzer Süßstoff

Zubereitung:

Wurst, Eier, Tomaten, Gurken und Paprika in kleine Würfel schneiden. Zwiebeln in dünne Ringe schneiden. Mit den restlichen Zutaten gut durchmischen.

Hackfleisch mit Joghurt

Zutaten:

500 g Hackfleisch

300 g Naturjoghurt

2 Tomaten

2 Essiggurken

1 Zwiebel

1 saurer Apfel

2 TL Tomatenmark

1 TL Salz

½ TL Pfeffer

1 TL Curry

3 EL Öl

<u>Zubereiten:</u>

Gurken, Zwiebeln und den Apfel klein würfeln. Pfanne heiß werden lassen und das Öl hinzu geben. Hackfleisch darin anbraten und die restlichen Zutaten hinzu geben. Die Masse immer rühren bis alles gar ist. Das dauert zirka 25 - 30 Minuten auf mittlerer Stufe.

<u>Tipp:</u>

Bereiten Sie in einer anderen Pfanne grüne Bohnen zu und servieren Sie diese mit dem Hackfleisch.

Lammfleisch Süß-Sauer

<u>Zutaten:</u>

500 g Lammfleisch

3 Zwiebeln

3 Knoblauchzehen

1 Möhre

Je 1 MS Nelken, Safranpulver, Zimt

Je ½ TL Kardamom, Pfeffer, Curry, Salz

2 EL Mandelblättchen

6 EL Öl

¼ Liter Brühe

200 ml Weinessig

Saft von 1 Zitrone

Zubereitung:

Das Fleisch in Würfel schneiden. Zwiebeln, Knoblauch, Möhre klein schneiden.

Fleisch in etwas Öl anbraten, anschließend die Zwiebeln/Knoblauch und die Möhre hinzu geben. Braten lassen und mit der Brühe/Weinessig und Zitrone ablöschen und würzen.

60 Minuten mit geschlossenem Deckel auf kleiner Flamme schmoren. Zum Schluss die Mandelblättchen in etwas Öl anbraten und über das fertige Fleisch geben.

Vegetarische Low Carb Rezepte

Chili-Tofu-Bällchen

<u>Zutaten:</u>

250 g Tofu

4 EL gemahlene Mandeln

3 - 4 EL Gemüsebrühe

½ TL Chilipulver

½ TL Salz

1/3 TL Pfeffer

½ TL Curry

2 Zwiebeln

2 Knoblauchzehen

2 Eier

3 EL gemahlene Mandeln

2 EL Kichererbsenmehl (bekommen Sie im Reformhaus)

3 EL Quark

3 EL Olivenöl

<u>Zubereitung:</u>

Den Tofu zerkrümeln und mit den Mandeln, Gewürzen und der Brühe 15 Minuten quellen lassen.

Die Zwiebeln und den Knoblauch klein würfeln. Alle Zutaten zusammen mischen. Die Pfanne heiß werden lassen und das Öl hinzu geben. Kleine Häufchen in die Pfanne geben und vorsichtig braten.

Feta-Bratlinge

<u>Zutaten:</u>

3 große Möhren

2 große Zucchini

1 große Zwiebel

150 g Feta-Käse

2 – 3 EL Eiweißpulver

¼ TL Kreuzkümmel

2 TL Curry

1 TL Salz

½ TL Pfeffer

2 Eier

1 Bund frische Kräuter

3 EL Öl

<u>Zubereitung:</u>

Möhren, Zucchini und Zwiebel grob reiben. Feta zerbröseln.

Eiweißmehl, Gewürze und die Kräuter vermischen und die geriebenen Möhren, Zucchini und Zwiebel dazu geben. Die zerschlagenen Eier unterrühren und alles gut vermischen.

Die Pfanne heiß werden lassen und das Öl hinzu geben. Jeweils einen Löffel Teig hineingeben, flach drücken und auf jeder Seite etwa 3 - 4 Minuten braten. Auf Küchenpapier kurz abtropfen lassen und heiß servieren.

Gerollte Ei-Bällchen

<u>Zutaten:</u>

6 Eier

200 g gekochten Schinken

1 kleine Zwiebel

3 EL Mayonnaise

½ TL Pfeffer, ½ TL Salz

1 Bund Petersilie

1 – 2 EL Eiweißpulver

200 g gemahlene Nüsse (Pecannüsse, Macadamianüsse, Haselnüsse)

<u>Zubereitung:</u>

Die Eier, Schinken, Petersilie und die Zwiebel sehr klein hacken. Mayonnaise, Eiweißpulver und die Gewürze mit der Masse mischen. Kleine (ein Teelöffel gehäuft) Bällchen formen und in den gehackten Nüssen rollen. Danach eine Stunde im Kühlschrank fest werden lassen.

<u>Tipp:</u>

Anstatt gekochten Schinken können sie auch rohen Schinken nehmen.

Tofu mit Sesam

<u>Zutaten:</u>

500 g Tofu

4 Eier

6 EL Sahne

3 EL Eiweißpulver

6 EL Sesam

½ TL Salz

½ TL Pfeffer

½ TL Curry

3 EL Öl

Zubereitung:

Tofu in kleine Würfel schneiden. Eier, Sahne, das Eiweißpulver und den Sesam verrühren und die Gewürze hinzu geben. Die Pfanne heiß werden lassen und das Öl hinzu geben. Die Tofu-Würfel in kleinen Portionen leicht anbräunen.

Tipp:

Dazu passt Low Carb Brot/Brötchen und Salat

Schafskäse mit Blumenkohl

Zutaten:

1 Blumenkohl

2 Zwiebeln

1 Knoblauchzehe

2 Tomaten

1 Paprika

½ TL Salz

½ TL Pfeffer

½ TL Coriander

3 EL Sahne

250 g Schafskäse

3 EL Öl

Zubereitung:

Blumenkohl 10 Minuten gar kochen. Er sollte noch fest sein! Käse, Zwiebeln, Knoblauch, Tomaten und Paprika klein würfeln. Pfanne heiß werden lassen, Öl hinzu geben und die Zwiebeln und den Knoblauch leicht glasig werden lassen. Dann die restlichen Zutaten hinzu geben und vorsichtig umrühren.

Kichererbsen-Zwiebelkuchen

Zutaten:

10 EL Kichererbsen-Mehl

7 Eier

150 ml Sahne (oder mehr)

200 g geriebener Käse

8 Zwiebeln

3 Knoblauchzehen

1 TL Salz

½ TL Pfeffer

1 TL Curry

1 TL getrockneten Rosmarin

½ TL getrockneten Thymian

6 – 8 EL Öl

Zubereitung:

Aus dem Kichererbsen-Mehl, Eiern und der Sahne einen Teig rühren und 20 Minuten stehen lassen. Pfanne heiß werden lassen, Öl dazu geben und zirka 8 Pfannkuchen backen. Zwiebeln und den Knoblauch klein würfeln. 2. Pfanne heiß werden lassen, Zwiebeln und den Knoblauch andünsten und die Gewürze dazu geben.

Die fertigen Pfannkuchen auf ein Backblech (mit Backpapier auslegen) legen und die Zwiebelmasse drüber geben. Den Käse drüber streuen. Im Backofen bei 200 Grad 30 – 35 Minuten backen.

Kichererbsen-Lasagne

Zutaten:

200 g Kichererbsen-Mehl

6 Eier

250 g Joghurt

2 EL Sahne

1 kg Tiefkühl-Blattspinat (dünsten)

250 g Schmand (vielleicht noch etwas Sahne)

1 Zwiebel

1 Knoblauchzehe

½ TL Salz

½ TL Pfeffer

1 MSP Muskat

1 TL Curry

250 geriebener Käse

100 g Butter

3 EL Öl

<u>Zubereitung:</u>

Aus dem Kichererbsen-Mehl, Eier, Joghurt und der Sahne Pfannkuchen backen. Zwiebel und Knoblauch klein würfeln. Die Pfanne heiß werden lassen, Öl hinzu geben. Zwiebel und den Knoblauch andünsten. Den Spinat mit den Gewürzen und dem Schmand vermischen.

Eine Auflaufform mit Öl bestreichen und wie eine Lasagne abwechselnd beschichten. Mit einer Lage Pfannkuchen beginnen, dann die Spinatmischung, und wieder Pfannkuchen. Die oberste Lage sollte Spinat sein.

Zum Schluss die ganze Masse mit dem geriebenen Käse bestreuen und mit Butterflöckchen versehen. Im Backofen bei 200 Grad 35 - 40 Minuten backen.

Rosenkohl-Pizza

<u>Zutaten:</u>

150 g Kichererbsenmehl

250 g gemahlene Mandeln

4 Eier

3 EL Sahne

300 g Rosenkohl

1 Becher Schmand

1 MSP Muskat

½ TL Salz

1 MSP Pfeffer

½ TL Oregano

½ TL Curry

2 EL Tomatenmark

150 g Mozzarella

200 g geriebener Käse

1 Zwiebel

Zubereitung:

Den Rosenkohl gar kochen (nicht zu weich). Zwiebel in Ringe schneiden. Der Teig sollte fest sein: Kichererbsenmehl, Mandeln und Eiern kneten und auf ein geöltes Backblech als Teig hineindrücken.

Mit Tomatenmark und dem Schmand den Boden bestreichen. Die Gewürze darüber geben und den Rosenkohl mit den Zwiebelringen daraufsetzen. Käse auf der Masse verteilen, zum Schluss den Mozzarella in Scheiben darauflegen.

Im Backofen bei 180 Grad 25 - 35 Minuten backen.

Ei-Brotaufstrich

Zutaten:

3 Eier

500 ml Milch

3 EL Eiweißpulver

½ TL Salz

¼ TL Pfeffer

¼ TL Muskat

3 EL getrockneten Schnittlauch (oder frischen)

Zubereitung:

Milch in einer Pfanne erwärmen, Eier mit dem Eiweißpulver, den Gewürzen und dem Schnittlauch verrühren und vorsichtig, langsam in die Milch geben bis es schön sämig ist.

Tipp:

Sie können auch in einer Pfanne kurz bevor die Eimasse hinzu kommt, etwas Speck anbraten. Dann ist es aber nicht mehr vegetarisch.

Zucchini-Auflauf

Zutaten:

750 g Zucchini

1 Zwiebel

2 Knoblauchzehen

1 Möhre

1 TL Salz

½ Pfeffer

½ TL Curry-Pulver

4 EL gehackte Kräuter

200 g geriebener Käse

200 ml Crème double

½ TL flüssigen Süßstoff

8 EL Butter

2 EL gemahlene Nüsse

<u>Zubereitung:</u>

Zucchini in dicke Scheiben schneiden. Zwiebel, Knoblauchzehe, Möhre klein würfeln.

Zucchini in Salzwasser zirka 10 Minuten weich kochen.

Eine Auflaufform mit 4 EL Butter einfetten und mit den gemahlenen Nüssen ausstreuen. Die Zucchini-Scheiben einschichten und etwas würzen.

Den Käse, die Möhre drüber streuen und mit Butterflocken bedecken. Im Backofen bei 180 Grad zirka 35 - 40 Minuten überbacken.

Crème double mit dem Süßstoff verrühren und dazu reichen.

Backrezepte

Körnerbrot ohne Gluten

Menge: Ergibt 10 Brote à 400 g / Pro Brot 8 – 10 Scheiben

Pro 1 Scheibe = 12 KH

Zutaten:

500 g Sesamkörner, 500 g Leinsamen

200 g Sonnenblumenkerne

600 g gem. Mandeln

700 g Eiweißpulver

6 Päckchen Trockenhefe

1 gehäufter EL Salz

6 Eier

250 ml Bio-Olivenöl, 750 g sehr warmes Wasser

Zubereitung:

Eine sehr große Schüssel nehmen, alle trockenen Zutaten (auch die Trockenhefe) hinein geben und gut durchmischen. Anschließend alle nassen Zutaten hinzu geben und gut durchkneten.

Der Teig bröselt etwas. Auf einer Waage je 400 g abwiegen und zu einer länglichen (Durchmesser: zirka 7 – 8 cm) Rolle formen.

Die Rolle ist zirka 13 – 15 cm lang. Auf ein Backblech (mit Papier auslegen – NICHT einfetten) passen 6 Brote. Backzeit: zirka 45 Minuten bei 180 Grad. Jedes Brot in zirka 8 – 10 Scheiben schneiden und einfrieren (Zwischen jede Scheibe ein kleines Stück Alufolie legen).

Frisch hält sich das Brot zirka 3 – 4 Tage! Gefroren nach Bedarf auf den Toaster legen und jede Seite einmal toasten.

Bestreichen Sie ein paar Scheiben des Brotes leicht mit Tomatenmark und legen es auf ein Backblech (mit Backpapier). Mit Gewürzen wie: Etwas Salz, Pfeffer, Paprika und Pizza-Gewürz würzen und dann mit Käse im Backofen bei 160 Grad 10 Minuten überbacken. Dazu Salat reichen.

Mandel-Brot

Zutaten:

6 Eier, 200 g Joghurt

100 g geschmolzene Butter

2 TL Natron

2 TL Salz

800 g gemahlene Mandeln

200 g Sonnenblumenkerne

200 g Sesam

Zubereitung:

Die Eier und den Joghurt cremig rühren und die restlichen Zutaten hinzugeben. In Papier-Muffins füllen und bei 170 Grad zirka 40 Minuten backen.

Tipp:

Schneiden Sie jedes Muffin-Brot in 3 Teile. So können Sie das Brot gut einfrieren. Auf dem Toaster dann ein paar Minuten cross toasten. Das Brot hält sich frisch 3 – 4 Tage.

Kekse

<u>Zutaten:</u>

200 g geschmolzene Butter

1 Tütchen Backpulver

3 EL Süßstoff

1 Prise Salz

200 g gemahlene Mandeln

2 EL gehackte Mandeln

200 g Eiweißpulver

6 Eier

<u>Zubereitung:</u>

Die Masse ein paar Minuten rühren. Daraus kleine Bällchen formen und plattdrücken. Die Taler auf ein Blech legen (mit Backpapier).

Zwischen 15 und 20 Minuten bei 170 Grad backen.

<u>Tipp:</u>

Sie können die Kekse sehr gut einfrieren. Und auf dem Toaster ein paar Minuten cross toasten.

Möchten Sie gerne Müsli essen? Dann zerkleinern Sie ein paar Kekse und vermischen es mit Naturjoghurt, Hüttenkäse oder Quark. Dazu nehmen Sie etwas Süßstoff zum süßen.

Walnuss-Waffeln

<u>Zutaten:</u>

6 Eier

80 g gemahlene Walnüsse

3 – 4 EL Sonnenblumenöl

120 g Eiweißpulver

1 Tütchen Backpulver

1 Backaroma-Vanille

5 TL flüssigen Süßstoff

<u>Zubereitung:</u>

Eier trennen und Eiweiße steif schlagen. Das Eigelb mit den restlichen Zutaten (ohne das Öl) verrühren und das steife Eiweiß unterheben. Goldgelbe Pfannkuchen backen.

<u>Tipp:</u>

Sie können die Waffeln bis zu 4 Tage im Kühlschrank aufbewahren oder auch einfrieren. Gefrorene Waffeln auf dem Toaster oder im Backofen cross toasten/backen.

Die Waffeln schmecken mit Quark und Joghurt sehr gut.

Wenn Sie die Waffeln ohne Süßstoff backen, dann können Sie sie mit Wurst oder Käse belegen oder als Pizzaboden benutzen.

Cracker

Zutaten:

250 g gemahlene Mandeln

50 g Sojamehl

75 g Gluten (Weizenkleber)

50 g Butter

3 Eier

2 Eiweiße zum Bestreichen

1 TL Salz

1 EL Kümmel,

2 EL Sesamkörner

2 EL Süßstoff

2 – 3 gehäufte EL Eiweißpulver

100 ml Sahne

100 g geriebener Käse

Zubereitung:

Gemahlene Mandeln, Sojamehl und das Gluten mischen und die zerlassene Butter, Eier, Süßstoff und Salz zu einem Teig verkneten.

Eventuell (nur wenig) Sahne hinzu geben. 30 Minuten im Kühlschrank ruhen lassen.

Den Teig zirka 3 mm ausrollen. Wenn sich der Teig nicht gut rollen lässt, etwas Eiweißpulver hinzu geben und wieder kneten.

Runde Taler ausstechen (Schnapsglas) und sie auf ein Backblech (mit Backpapier) legen. Mit Eiweiß bestreichen und mit Käse, Kümmel oder Sesam belegen.

Im vorgeheizten Backofen bei 220 Grad zirka 16 Minuten backen.

Die Kräcker lassen sich sehr gut einfrieren und auf dem Toaster cross toasten (oder im Backofen). Dazu passt ein feiner Kräuterquark: 250 g Quark, 1/3 TL Salz, eine Prise Pfeffer und getrocknete (oder frische) Kräuter dazu geben. ½ kleine Zwiebel passt auch gut dazu (es gibt auch getrocknete Zwiebeln im Glas). Wer Knoblauch mag: 1 Zehe oder 1/3 TL Knoblauchpulver in den Quark geben.

Hefeteig für Pizza und Kuchen

Zutaten:

200 g gemahlene Mandeln

50 g Eiweißpulver

150 g Gluten

1 Ei, 30 ml Sahne

120 ml Wasser

20 g Trockenhefe

20 g Butter

½ TL Salz.

Zubereitung:

Wasser, Sahne und das Ei verrühren und erwärmen. Dann die Hefe hinein bröckeln mit einer Prise Zucker. Die gemahlenen Mandeln, Eiweißpulver und Gluten in eine Schüssel sieben, eine Mulde hineindrücken und dort die Hefemasse hinein geben.

Das Ganze abgedeckt an einem warmen Ort für etwa 30 Minuten gehen lassen.

Die Butter, und eine Prise Salz zum Vorteig geben und das Ganze zu einem glatten Teig kneten. Diesen Teig zugedeckt an einem warmen Ort gehen lassen, bis sich das Volumen verdoppelt hat. Den Teig anschließend noch einmal durchkneten.

Als Pizza - Zutaten: 1 EL Tomatenmark, 2 EL Pizzagewürz, Zirka 100 g Salami (oder gekochten Schinken), 1 kleine Dose Tomatenstücke, 200 g geriebener Käse. Zubereitung: 1 EL Tomatenmark auf dem Boden verstreichen und mit Pizzagewürz würzen. 2 – 3 EL Tomatenstücke aus der Dose darauf verteilen, mit Salami und Pilzen belegen und geriebenen Käse darüber streuen. Im Backofen bei 220 Grad zirka 15 – 20 Minuten backen.

Als Kuchen - Zutaten: Obst aus der Dose (gut abtropfen lassen) oder frische Erdbeeren, Äpfel. Zubereitung: Obst auf den Kuchen legen und im Backofen bei 170 Grad zirka 20 – 30 Minuten backen. Schmeckt gut mit Quark.

Tipp:

Die Böden können Sie einfrieren. Das heißt: Formen Sie den Teig zu einem Boden und backen ihn „ohne Zutaten und Gewürze" für 6 Minuten bei 200 Grad im Backofen. Abkühlen lassen und einfrieren. Sie können den gefrorenen Boden mit den Gewürzen, sowie Tomatenmark belegen und für zirka 14 Minuten bei 190 Grad backen.

Kichererbsen-Pfannkuchen

Zutaten:

8 Eier

6 EL Kichererbsen-Mehl (gibt es im Reformhaus)

2 EL gemahlene Kokosflocken (die zum Backen)

1 EL Eiweißpulver

½ TL Backpulver

100 ml Sahne

½ TL Salz

1/3 TL Pfeffer

3 EL Öl

Zubereitung:

Die Teigmasse 30 Minuten quellen lassen und mit etwas Öl in der Pfanne Pfannkuchen ausbacken.

Tipp:

Sie können die Pfannkuchen mit Käse, Quark, oder Wurst belegen und einrollen. Die Rolle mehrfach durchschneiden und mit einem Zahnstocher versehen. In einer Plastik-Box können Sie die gerollten Pfannkuchen sehr gut mitnehmen. Legen Sie noch ein paar Streifen Paprika hinzu und auch ein gekochtes Ei und Sie haben eine gute Brotzeit.

Diese Pfannkuchen können Sie auch als Pizzaboden benutzen und einfrieren oder auch mit Quark und Süßstoff essen.

Beeren-Müsli

Zutaten:

400 g Beeren

4 EL gehackte Haselnüsse

2 EL gehobelte Mandeln

1 EL Kokosraspel

500 ml Naturjoghurt

Etwas Süßstoff

Zubereitung:

Anstatt Joghurt kann man auch Hüttenkäse oder Quark nehmen. Wer Low Carb Kekse gebacken hat, kann zirka 4 Kekse hinein krümeln.

Sie können die Zutaten in einem Glas oder Plastik-Dose mitnehmen und an Ihrem Arbeitsplatz frisch zubereiten. Sollten Sie gefrorene Beeren in Ihrer Kühltruhe haben, nehmen Sie diese in einem Glas oder Plastik-Dose mit. Wenn Sie das Glas oder die Dose in einer großen Größe wählen, können Sie Ihr Müsli an Ihrem Arbeitsplatz darin zubereiten.

Frischkäsebrötchen

Zutaten:

125 g geschmolzene Butter

3 Eier

30 g Leinsamen

175 g Frischkäse

100 g Eiweißpulver

1 Tütchen Backpulver

Zubereitung:

Alle Zutaten zusammen rühren und 8 Brötchen formen. Im Backofen bei 170 Grad 12 - 16 Minuten backen.

Tipp:

Diese Brötchen wie auch all die anderen Brot/Brötchen können Sie einfrieren.

Quark-Butter-Brötchen

Zutaten:

250 g flüssige Butter

250 g Quark

6 Eier

200 g Eiweißpulver

1 Tütchen Backpulver

½ TL Salz

Zubereitung:

Alle Zutaten in einer großen Schüssel miteinander mischen. Tennisball große Bällchen formen und auf ein Backblech (mit Backpapier) legen. Lassen Sie Platz zwischen jedem Bällchen. Bei 175 Grad zirka 15 – 20 Minuten backen.

Tipp:

Wenn Sie diese Brötchen einfrieren möchten, halbieren Sie die Brötchen vorher. Auf dem Toaster können Sie sie im gefrorenen Zustand toasten.

Man kann sie auch sehr gut nehmen als einen Klos-Ersatz. Das heißt: Wenn Sie Braten mit Soße haben, schneiden Sie die Brötchen in Mundgerechte Stücke und geben diese in die Soße auf den Teller.

Gewürzkuchen

Zutaten:

250 g geschmolzene Butter

5 TL flüssigen Süßstoff

6 Eier unterrühren.

1 TL gemahlenen Koriander

2 EL Kakao

1 TL Zimt

1 TL gemahlene Nelken

1 Backaroma-Vanille

3 – 4 EL Eiweißpulver

150 g Sojamehl

100 g gemahlene Mandeln

1/2 Tütchen Backpulver

Zubereitung:

Die geschmolzene Butter, Süßstoff, Eier, Koriander, Kakao, Zimt, Nelken und Vanille sehr gut miteinander verrühren. Die restlichen Zutaten hinzu geben und verrühren.

Den Teig in eine eingefettete und mit Mandeln augesstreute Springform geben. Den Kuchen 160 Grad zirka 50 bis 60 Minuten backen.

Russischer Zupf-Kuchen

Zutaten für den Boden:

100 g geschmolzene Butter

200 g gemahlene Mandeln

4 EL gemahlene Mandeln für die Backform

20 g Weizenkleie

70 g Eiweißpulver

4 TL flüssigen Süßstoff

Zubereitung:

Die Butter abkühlen lassen. Alle Zutaten zusammen mischen und rühren (Der Teig wird krümelig). Geben Sie so viel Eiweißpulver hinzu, dass er sich gut rühren lässt und nicht zu nass ist. Eine Springform (18 cm Durchmesser) einfetten und mit gemahlenen Mandeln einbröseln. Die Hälfte des Teiges hinein geben und den Teig andrücken. Die Kuchenform zur Seite stellen.

Zutaten für den Belag:

2 Eier

500 g Quark

1 Päckchen weiße Sofort Gelatine, 2 EL flüssigen Süßstoff

Zubereitung:

In einer Schüssel die Eier schaumig rühren. Den Quark durchrühren. Den Quark zu den Eiern geben. Gelatine, Süßstoff dazu geben und durchrühren. Geben Sie diese Quarkmischung auf den Kuchenboden und streichen Sie ihn glatt. Die andere Hälfte des Teiges in kleine flache Kleckse auf den Belag legen. Bei 160 Grad im Backofen zirka 1 Stunde backen. Den Kuchen im geschlossenen Backofen noch 10 Minuten stehen lassen.

Käse-Croissants

Zutaten:

4 Eier

½ TL Backpulver

200 g geriebener Käse

40 g Eiweißpulver neutral

2 EL Mayonnaise

½ TL Salz

½ TL Knoblauchpulver

1/3 TL Pfeffer

1 TL Oregano

1 TL Majoran

½ TL Basilikum

60 ml Wasser

Zubereitung:

Eier trennen (in 2 Schüsseln). Eiweißpulver mit zirka 60 ml Wasser gut mixen. (Von den Eiern werden insgesamt 4 Eiweiße und 3 Eigelbe benötigt). In die Schüssel mit den 3 Eigelben die Mayonnaise, die Gewürze, den geriebenen Käse und den Eiweiß-Mix geben. Alles verrühren, bis sich die Zutaten zu einer einheitlichen Masse verbunden haben.

In die Schüssel mit den 4 Eiweißen das Backpulver einstreuen und die Eiweiße mit einem Handrührgerät aufschlagen, bis das Eiweiß steif ist und nur noch schwer vom Löffel fällt.

Die Eigelb-Mischung mit einem Kochlöffel unter das steife Eiweiß heben. Die Mischung mit einem Löffel in insgesamt 6 Portionen auf ein mit Backpapier ausgelegtes Backblech geben. Formen Sie eine sichelförmige Form, ähnlich einem Croissant.

Die Croissants bei 145 Grad 30 - 40 Minuten goldbraun backen. Nach zirka 15 Minuten Backzeit können die Backstücke mit einem Messer eingeschnitten werden, um die typische Croissants-Form nachzuahmen. Nach der Backzeit die Croissants noch 6 Minuten im ausgeschalteten Backofen ruhen lassen.

Tipp:

Die Croissants können auch mit Käse oder Schinkenstreifen belegt werden.

Beeren-Brot

Zutaten:

200 g Eiweißpulver (neutral)

200 g rote Beeren (tiefgekühlt)

200 g Magerquark

2 Eier

1 Päckchen Backpulver

½ TL Salz

1 TL flüssigen Süßstoff

½ TL Zimt

Zubereitung:

Die Beeren pürieren und mit den restlichen Zutaten vermischen. Zu einem Teig kneten und ein Brot formen (oder Brötchen). Das Brot/Brötchen auf ein Backblech (Backpapier) geben und für 30 – 40 Minuten auf mittlerer Schiene bei 170 Grad im Backofen backen.

Die Brötchen brauchen zirka 8 Minuten weniger.

Sonstige Rezepte

Schokoladenglasur für Kuchen und Kekse

Zutaten:

3 Würfel Palmin

6 EL Sahne

1 EL Kakao (ohne Zucker)

2 TL flüssigen Süßstoff

Zubereitung:

Palmin langsam schmelzen lassen und die restlichen Zutaten hinein geben. Den abgekühlten Kuchen damit bestreichen.

Tipp:

Sie können den Kuchen in zwei Hälften teilen und mit der Glasur bestreichen. Oder in der Mitte des Kuchens eine Quarkmasse darauf streichen. Den Quark etwas mit Süßstoff und Backaroma (Vanille oder Rum) verfeinern. Wenn Sie Brötchen übrig haben, können Sie diese Glasur auch als Schoko aufs Brot/Brötchen streichen.

Schokoladencreme-Ersatz

Zutaten:

200 ml Sahne

2 EL Kakao

60 g gemahlene Haselnüsse

60 g geschmolzene Butter

2 TL flüssigen Süßstoff

<u>Zubereitung:</u>

Butter schmelzen und mit den Zutaten vermischen. Die Schokoladencreme ist im Kühlschrank 3 – 4 Tage haltbar. Sie schmeckt sehr gut auf Brot/Brötchen.

Kräuter-Quark

<u>Zutaten:</u>

500 g Quark

4 EL Milch

½ TL Salz

1/3 TL Pfeffer

½ Zwiebel, 1 Knoblauchzehe

½ rote Paprika

4 EL Kräuter (es gehen auch getrocknete Kräuter)

1 TL Zitronensaft

<u>Zubereitung:</u>

Quark, Milch, Zitronensaft, Gewürze und die sehr klein gewürfelte Zwiebel und Knoblauchzehe zusammen mischen. Die rote Paprika auch sehr klein schneiden und dazu geben und mit den Kräutern unter den Quark mischen.

<u>Tipp:</u>

Diese Quarkspeise schmeckt sehr gut auf frischem Low Carb Brot oder auch zu Fleischspeisen.

Mango-Zucchini-Creme für Fleischgerichte

Zutaten:

4 Zucchini

2 reife Mango

4 EL Sojasoße

½ TL Salz

wenig Pfeffer

½ TL Curry

Zubereitung:

Zucchini waschen und fein raspeln. Mango schälen und vierteln. Ein Viertel in feine Streifen schneiden.

Aus den anderen Vierteln den Saft auspressen. Die Sojasauce mit dem Mango-Saft verrühren und mit den Gewürzen abschmecken.

Tipp:

Sie können diese Creme auch auf Brot/Brötchen essen.

Natürliches Glutamat herstellen

<u>Zutaten:</u>

1 ½ große Zwiebeln

½ Knolle Knoblauch

250g Karotten

175g Lauch

250g Tomaten

1 ½ Knollen Sellerie

1 Bund Petersilie

1 Bund Liebstöckel

60g Meersalz

<u>Zubereitung:</u>

Den Backofen auf 90 Grad vorheizen. Karotten, Lauch, Sellerie, Zwiebeln schälen und putzen. Dann in gleichmäßige Stücke schneiden. Tomaten vom Stielansatz befreien und klein würfeln. Den Knoblauch häuten und klein pressen. Petersilie und Liebstöckel fein hacken. Alles in einer Schüssel gleichmäßig vermengen und auf das Backblech verteilen.

Bei 90 Grad zirka sechs Stunden im Ofen trocknen lassen.

Nicht zu viel Gemüse auf einmal auf das Blech legen – so kann es gleichmäßiger und schneller trocknen.

Im Anschluss die Trockenmasse in einen Mixer geben und fein mahlen. In einem verschlossenen Gefäß ist das Glutamat bis zu zwölf Wochen haltbar!

Zum Würzen benötigt man nur zirka 1 TL Pulver - für etwa 150 ml Flüssigkeit.

Apfel-Quark

Zutaten:

500 g Quark (oder Naturjoghurt)

4 EL Sahne

4 EL Wasser

1 Apfel

½ TL flüssigen Süßstoff

120 g gehackte Haselnüsse

Zubereitung:

Den Quark mit Sahne/Wasser verrühren, Apfel klein würfeln und die Haselnüsse mit dem Apfel unter den Quark mischen.

Zwiebel-Schmand-Brotaufstrich

Zutaten:

2 Zwiebeln

2 Knoblauchzehen

300 g grobe Leberwurst

1 kleine Peperoni

1 Paprika

½ TL Salz

½ TL Pfeffer

½ TL Curry

250 g Schmand

3 EL Sahne

3 EL Öl

Zubereitung:

Zwiebeln, Knoblauch, Peperoni, Paprika sehr klein würfeln. Alle Zutaten kurz anbraten, zum Schluss den Schmand hinzu geben und auf Low Carb Brot servieren.

Griechische Hirtencreme

Zutaten:

25 schwarze und entkernte Oliven

5 Knoblauchzehen

400 g Schafskäse

200 g weiche Butter

5 EL Sahne

2 EL Naturjoghurt

4 EL Tomatenmark

½ TL Salz

½ TL Pfeffer

1 TL Oregano

Zubereitung:

Die Oliven in Scheiben schneiden und den Knoblauch durchpressen. Den Käse mit einer Gabel fein zerkleinern und mit der weichen Butter mischen.

Nach und nach Milch, Tomatenmark, Gewürze hinzu geben und zum Schluss die Oliven und den Knoblauch zugeben.

Eine Stunde kühl stellen.

Tipp:

Diese Creme passt sehr gut zu Fleisch- und anderen Gerichten. Sie können diese Creme auch auf Brötchen/Brot streichen. Sie hält sich 3 – 4 Tage im Kühlschrank.

Backen im Glas

Die Glasgummis in einer Schüssel in heißes Wasser legen.

Gläser (zirka 500 ml Fassungsvermögen) mit weicher Butter einpinseln.

Mit gemahlenen Mandeln einbröseln. Die restlichen Brösel abklopfen. Den Rand der Gläser sehr gut säubern, sodass man sie nachher wieder verschließen kann. Kuchenteig nur zur Hälfte ins Glas geben.

Die Gläser (Platz zwischen den Gläsern lassen) auf ein Backblech stellen. Auf 180 Grad zirka 35 – 40 Minuten backen.

Die Gläser bleiben beim Backen offen! Gläser heraus nehmen und auf ein Holzbrett stellen.

Der Glasrand muss einwandfrei sauber sein beim Verschließen.

Gläser sofort mit dem nassen Gummi und Klammer verschließen. Haltbarkeit zirka 4 Wochen.

Low Carb Kuchenrezepte entnehmen Sie bitte den Back- und Kochbüchern der Autorinnen „Sabine Beuke" und „Jutta Schütz".

Buchtipp: PSYCHOLOGIE: KURZ UND KNAPP VERPACKT (Hilfreiches Wissen für die Seele) Autoren: Jutta Schütz und Sabine Beuke (Verlag: Books on Demand GmbH, Norderstedt)

Buchrückentext: Auf der Grundlage von geschulter Menschenkenntnis und psychologischen Erkenntnissen vermittelt dieses Buch viele interessante Informationen und gewinnbringende Selbsterkenntnis. Die Autorinnen „Jutta Schütz & Sabine Beuke" verstehen es, verstreutes „psychologisches Wissen" einzusammeln, zu ordnen und in eine passende Form zu bringen. Sie schärfen Ihre Sinne und erklären, was Sie schon immer über sich selbst wissen wollten, von der Entstehung Ihrer Persönlichkeit bis hin zu Ihren Konflikten und deren Lösungen. Sie geben Ihnen die Möglichkeit, sich mit sich selbst auseinander zu setzen und beleuchten auch die Gründe für vielfältige Verhaltensweisen. Die dadurch erreichbare Selbsterkenntnis kann helfen, Ihre Probleme besser zu lösen. Wer Ursache und Wirkung seiner selbst erkennt, hat die Kraft sich zu ändern.

Das Buch ist geeignet für Menschen ohne psychologisches Vorwissen und kann in Lebenskrisen helfen. Es ist voll mit Wissen über das, was wir jeden Tag tun, jedoch oft ohne es zu wissen.

Psychologisch erklären die Autorinnen „Jutta Schütz & Sabine Beuke" in diesem Buch, warum wir sind, wie wir sind, was wir ändern können und wie viel wir selbst lenken oder umlenken könnten, wenn wir uns durch dieses Buch auf die Sprünge helfen lassen.

Inhaltsverzeichnis aus dem Buch: Einblicke in ein buntes Leben oder die Philosophie des Lebens, Erste Hilfe, anstatt Vergangenheitsbewältigung, Psychotherapeut, Psychiater oder Psychologe?, Was ist unsere Seele?, Positives Denken, Meditation – die Ruhe für unsere Seele, Schlafprobleme, Mobbing, Burnout, Esoterik, Internet-Hilfe, Falsche Freunde, Der falsche Partner, Sexualität, Magersucht, Perfektionismus, Magnesiummangel, ADHS, Epilepsie – Wenn Medikamente nicht helfen, Das Schmerzgedächtnis, Schlechte Laune, Farbpsychologie, Was bedeutet Glück?, Fehlt es Ihnen an Selbstbewusstsein?, Unser Unterbewusstsein, Träume, Kann uns Religion helfen?, Was ist Yin & Yang, Der Neid, Eifersucht, Was ist Liebe?, Prostitution und Loverboys, Die Sucht, Telepathie und Parapsychologie, Geister, Hexen, Zauberei, Selbstheilungskräfte, Das

Sonnenlicht, Borderline, Gefühle erkennen, verstehen und zulassen, Der Tod und die Trauerbewältigung, usw.

Buchtipp: Low Carb Party: 10 Personen Brunch (Backen im Glas - Vegetarische und andere Rezepte) Autoren: Jutta Schütz & Sabine Beuke (Verlag: Books on Demand GmbH, Norderstedt)

Buchrückentext: In diesem Low Carb Buch präsentieren die Bestseller-Autorinnen „Jutta Schütz" und „Sabine Beuke" einen tollen Low Carb Brunch für 10 Personen mit dem dazugehörigen Einkaufszettel und auch das Backen im Glas wird ganz unkompliziert erklärt. Selbst Vegetarier kommen nicht zu kurz.

Die Autorinnen zeigen intelligent, wie man aus kohlenhydratarmen Lebensmitteln schmackhafte und gesunde Rezepte zaubern kann „immer mit dem gewissen Etwas". Bei ihrer Low Carb Ernährung (für Zivilisationserkrankungen wie Diabetes, Darmerkrankungen, Epilepsie, AD(H)S, Migräne usw.) brauchen Sie keine Kohlenhydrate zu zählen. Schütz und Beuke fordern kein Verbot der Kohlenhydrate (enthalten in Obst, Gemüse, Milchprodukte, Nüsse) – sie empfehlen nur eine Reduzierung. Im hinteren Teil des Buches gibt es auch eine umfassende „gut erklärte" Ernährungsberatung, was Low Carb für unsere Gesundheit ausmacht. Bei dieser Ernährung bleibt der Blutzuckerspiegel konstant und starke Blutzuckerschwankungen werden vermieden.

Diese Ernährungsweise ist eigentlich verblüffend einfach. Man lässt die Kohlehydrate weg, schafft damit Platz für eine gesunde Ernährung mit viel Gemüse, Milchprodukten, Fisch, Fleisch, Eier, Nüssen und etwas Obst. **Inhaltsverzeichnis aus dem Buch:** Einleitung und Vorbereitungen, Brunch (10 Personen): Körnerbrot ohne Gluten, Cracker, Muffinbrot mit Mandeln, Walnussbrot mit Quark, Nuss-Kekse, Weißkohlsalat mit Mayonnaise, Apfelsalat, Rucolasalat mit Avocado, Schichtsalat, Griechische Hackfleisch-Taschen, Curryhähnchen, Gefüllte Pilze mit Hackfleisch, Schnelles Beereneis, Erdbeer-Quark für aufs Brot, Kräuter-Quark für aufs Brot, Gemischte Wurst- und Käseplatte, Der Einkaufszettel für den Brunch, Weitere Rezepte: Vegetarische Low Carb Rezepte: Tofu-Fenchel-Pfanne, Tofu-Champignons-Ragout, Tofu-Omelette, Tofu-Chili,

Schwarzwurzel-Auflauf, Grünkohl-Auflauf, Blumenkohlauflauf mit Joghurt, Auberginen mit Ei, Der Vegetarismus und seine Geschichte, Low Carb Nachspeisen: Schokoladencreme für aufs Brot, Götterspeise mit Joghurt, Gummibärchen, Raffaelo-Creme, Mocca-Quarkspeise, Fischrezepte (auch für Vegetarier): Gebackener Fisch mit Kokosnuss, Roher Fisch, Riesengarnelen in Weißwein, Bunter Fisch-Salat, Krabbensuppe, Backrezepte (auch für Vegetarier): Joghurt-Pfannkuchen, Quark-Brötchen, Gehäufte Mandeln, Mandeltaler, Möhrenkuchen (kann man auch im Glas backen), Mandel-Tortenboden, Hefeteig für Pizza und Kuchen, Low Carb: Backen und Einkochen im Glas Tipps zur Ernährung: Erklärung der Vitamine, Gluten wirkt wie eine Droge, Der Geschmacksverstärker Glutamat, Was bedeutet nun eigentlich Low Carb?, Der Zuckerersatzstoff: Stevia, Cholesterin und Triglycerid, Auflistung von Lebensmitteln(KH) auf 100 Gramm

Was bedeutet Low Carb?

Low Carb (LC) ist ein englischer Begriff und bedeutet: „wenig Kohlenhydrate". Es geht darum, die Kohlehydratzufuhr in der täglichen Nahrung deutlich zu reduzieren. Es gibt sehr viel Literatur zum Thema Low Carb – ob Anhänger oder Gegner der LC-Ernährung, die Sachverhalte werden unterschiedlich beschrieben.

Eine „Kohlenhydratarme Ernährung" korrigiert den gestörten Stoffwechsel und hilft das Übergewicht zu verringern. Der Blutzucker wird durch diese Ernährungsweise stabilisiert. Diese Art der Ernährung entlastet den Körper in vielen Bereichen. Bei einer Reduzierung der Kohlenhydrataufnahme wirkt sich das nicht nur positiv auf den Blutzuckerspiegel aus, sondern auch auf die Bauchspeicheldrüse. Sie schaltet bei der Produktion des Hormons Insulin einen Gang runter, dadurch wird die Gefahr gebannt an Diabetes zu erkranken.

Eine „Kohlenhydratarme Ernährung" bedeutet nicht auf Kohlenhydrate völlig zu verzichten. Diese Ernährung steht für eine verminderte Aufnahme von Kohlenhydraten. Die Befürchtung bei der Ernährungsumstellung eine Mangelerscheinung zu bekommen, kann widerlegt werden.

Die LC Ernährung wird bei folgenden Krankheiten eingesetzt:

Diabetes Typ 2	Rheuma
Gicht	Migräne
Verstopfung	Blähungen
Sodbrennen	Krebs
Epilepsie	Übergewicht
AD(H)S	Hautausschlägen
Akne	erhöhte Cholesterinwerte
Magen- & Darmgeschwüren	Entzündungsprozessen der Schleimhäute

Positiv könnte sich die Low-Carb Ernährung auch auf folgende Krankheiten auswirken: Schizophrenie, Parkinson, Alzheimer, Autismus, Wechseljahrbeschwerden sowie auch in der Pubertät.